Extrait de la *Revue médicale de la Suisse romande*
XXVIIIme Année. — No 2.   20 Février 1908.

De l'emploi de la morphine dans l'empoisonnement
par l'atropine

Par le Dr Maurice Roch
Chef de clinique à l'Hôpital cantonal de Genève

Dans un mémoire fort intéressant « sur l'emploi de l'atropine dans l'intoxication par l'opium »[1], le prof. Lépine écrivait il y a quelques années : « Le sujet de cet article ne comportait que l'usage de l'atropine dans l'intoxication par l'opium. Si j'avais voulu traiter la question complète de l'antagonisme de ces deux substances, j'eusse insisté sur l'utilité de l'emploi de la morphine dans l'intoxication par l'atropine. Cette pratique est beaucoup moins discutée que la pratique inverse, ou pour mieux dire des faits évidents l'ont fait depuis un certain temps triompher. C'est une raison pour que je ne m'y arrête pas, la littérature étant assez riche à cet égard. »

Certes, la littérature est riche à cet égard, mais nous estimons cependant que le triomphe dont parle M. Lépine, n'est pas mérité. Nous avons été amené à nous faire une opinion sur ce point en étudiant le même sujet que lui : « L'emploi de l'atropine dans l'intoxication aiguë par la morphine et par l'opium », emploi que nous croyons parfaitement recommandable, ainsi que nous l'avons développé dans un mémoire récent[2]. Nous avons pu montrer dans le cours de cette étude que, soit au laboratoire, soit en clinique, si les doses

[1] *Sem. méd.*, 1897, p. 9.
[2] *Rev. méd. de la Suisse rom.*, 1907, p. 241.

moyennes d'atropine peuvent agir contre la narcotisation morphinique, les fortes doses au contraire accentuent cette narcotisation. C'est que les doses moyennes sont excitantes, les doses fortes paralysantes. De là il nous a paru logique d'induire que la morphine, préconisée dans l'empoisonnement par l'atropine en raison de ses effets calmants, ne doit être employée que dans les cas où cet empoisonnement se manifeste par des symptômes d'excitation, c'est-à-dire dans les cas où l'empoisonnement reste léger, par conséquent quand la vie n'est pas en danger. D'autre part, dans l'empoisonnement grave par l'atropine, la morphine nous semble être, non seulement inutile, mais fort dangereuse, puisque les symptômes redoutables résultent de la paralysie des éléments nerveux et puisque la morphine ne peut avoir alors qu'une action paralysante synergique. La morphine ne peut donc, à aucun titre, être considérée comme un antagoniste léthal de l'atropine, mais seulement comme un antagoniste symptomatique. C'est ce que nous nous proposons de montrer ici.

Il est juste de citer auparavant ce que le prof. Lépine écrivait vers la fin de l'article dont nous venons de parler ; ces quelques mots concordent bien avec les grands traits de la manière de voir que nous soutenons : « Il importe seulement, dit Lépine, de remarquer avec le prof. Binz que la morphine n'est indiquée dans l'intoxication par l'atropine qu'au stade d'excitation et qu'elle ne saurait être utile au stade suivant, celui de dépression. La chose est tellement évidente que je crois inutile d'insister. »

L'évidence n'est pourtant pas si grande, puisque nous aurons l'occasion de citer des médecins qui, en dépit du bon sens, ont administré la morphine à des malades dans le coma atropinique, aveuglément confiants en des propriétés antagonistes mystérieuses.

Quant à l'emploi de la morphine dans la période d'excitation de l'empoisonnement par l'atropine, il nous paraît devoir être fort limité, utile parfois ou pour mieux dire agréable, dangereux souvent, indispensable jamais.

I

L'origine de l'emploi de l'opium dans le traitement de l'empoisonnement par les solanées remonte à l'époque où l'on donnait la thériaque comme contre-poison dans toutes les intoxications [1]: ils ne furent guère moins empiriques que les auteurs des XVIme, XVIIme et XVIIIme siècles ceux qui plus près de nous les imitèrent.

Après les travaux de B. Bell et de Béhier, datant de près de cinquante ans, cette pratique se généralisa et se systématisa ; il se publia alors un nombre formidable d'observations cliniques, plus ou moins complètes, plus ou moins probantes, qui sont une source très abondante, sinon très pure, de documentation. C'est ainsi que, sans avoir aucunement la prétention d'avoir fait des recherches bibliographiques très minutieuses, nous avons pu parcourir l'histoire de près de deux cents empoisonnés par l'atropine (ou ce qui pratiquement revient au même par la belladone) et qui furent traités par la morphine ou par l'opium. Parmi les mémoires les plus intéressants sur le sujet, signalons deux thèses de Paris de C. Paul et Raynaud [2] la revue générale de Gubler et Labbée [3], l'observation de Couzier [4], qui provoqua une discussion à la Société de thérapeutique, et en Allemagne les écrits du grand ophtalmologiste de Graefe [5], dont l'autorité fit beaucoup pour la vulgarisation de la méthode.

Chose curieuse et rare en science médicale, dans le concert de louanges adressées à la morphine en tant que contre-poison de l'atropine, il ne s'élève presque aucune voix discordante. Comment peut-on expliquer cette unanimité laudative ? Comment surtout montrer que ces éloges sont immérités ?

Pour nous éclairer sur la valeur de la morphine au point de vue spécial que nous envisageons, nous avons deux méthodes, ou plus justement nous voudrions avoir deux méthodes : 1° la critique, l'étude et la classification des faits cliniques, 2° l'expérimentation sur l'animal. Il est fort regrettable que nous ne puissions pas éclairer les données fournies par la première de ces méthodes au moyen de résultats obtenus avec la seconde.

Il est certain que l'on peut facilement démontrer au labora-

[1] Nous renvoyons pour l'historique à notre mémoire déjà cité.
[2] C. PAUL. De l'antagonisme en pathologie et en thérapeutique. Paris. 1866.
[2] Alf.-Ed. RAYNAUD. Antagonisme de l'opium et de la belladone. Paris. 1866.
[3] GUBLER et LABBÉE. *Bull. gén. de thérap.*, 1873, LXXXIV. p. 510.
[4] *Société de thérapeutique*, 10 févr. 1875 in *Journ. de thérap.*, 1875. II, p. 284.
[5] A. VON GRAEFE. *Deutsche Klinik*, 1861. p. 157 in *Archiv. f. Opht.*, 1863, T. IX, 2. p. 71.

toire que l'excitation atropinique peut être facilement calmée par des doses moyennes de morphine (Koning, Corona, Binz, Heubach, etc.), mais de cela personne ne doute ; on l'observe aussi bien chez l'homme et il n'y a rien dans cette constatation qui nous permette de conclure à la réalité de cette apparente utilité de la morphine. Il faudrait voir un animal, empoisonné par une dose sûrement mortelle d'atropine, être sauvé par la morphine ; mais encore l'animal a une tolérance si grande et surtout si variable à l'égard de l'atropine et d'autre part il réagit à la morphine si différemment de l'homme, qu'on ne serait pas même en droit de tirer de ces expériences des conclusions cliniques : en traitant un animal *préalablement atropiné*, par la morphine, on lui donnerait un médicament qui pourrait avoir, suivant la dose, une action d'un autre sens chez lui que chez l'homme.

Il est à remarquer d'ailleurs qu'il n'y a pas de travaux expérimentaux importants ayant trait à l'emploi de la morphine comme antagoniste de l'atropine, alors qu'ils sont fort nombreux sur le sujet inverse. C'est seulement en étudiant les effets de l'atropine dans l'empoisonnement morphinique que quelques auteurs se sont occupés incidemment de ce qui nous intéresse ici, sans du reste faire avancer la question.

Les expérimentateurs ont-ils eu conscience des difficultés que nous signalons ? Ou bien plutôt ont-ils considéré qu'une question aussi peu débattue ne méritait pas leur attention ? Ou peut-être encore étaient-ils peu stimulés au travail par la bénignité relative des cas d'empoisonnement par l'atropine, alors qu'au contraire la gravité de l'intoxication morphinique les poussait à chercher les moyens d'en atténuer le danger ?

Quant à nous, pour les raisons données tout à l'heure, nous ne croyons pas pouvoir faire appel cette fois-ci à l'expérimentation. Nous sommes donc obligé de nous borner à envisager les faits cliniques ; il est vrai qu'ils sont légion et que plusieurs ont la précision et l'éloquence des plus belles expériences, aussi de leur étude attentive croyons nous pouvoir tirer des conclusions intéressantes pour la pratique.

II

Tout d'abord, examinons comment agit l'atropine, et surtout comment elle tue.

Introduite dans l'organisme humain, l'atropine porte son

action d'une part sur certaines extrémités nerveuses et sur les
éléments musculaires, d'autre part sur le système nerveux central. Les symptômes qui résultent de l'action périphérique sont
fort connus ; ils n'ont guère en toxicologie qu'une importance
diagnostique. Tels sont la dilatation pupillaire, la sécheresse de
la gorge, la dysphagie et l'aphonie qui en résultent, l'érythème
par vaso-dilatation, la diminution de la sensibilité, etc. Il faut
mettre à part les phénomènes cardiaques dont le rôle dans la
marche générale de l'intoxication est très important.

Sur les centres nerveux l'atropine agit d'abord comme excitant, cette excitation se manifestant dans presque tous les cas
par un délire violent, furibond [1], avec mouvements désordonnés
et souvent même convulsions. Cette période de délire peut
durer fort longtemps — plusieurs jours — si le poison continue
à s'absorber à mesure que l'organisme l'élimine, comme cela
se produit particulièrement après l'ingestion de baies de belladone (Goldschmidt [2], Kluczenko, etc.). Ce sont ces phénomènes d'excitation qui paraissent indiquer la morphine. Mais il
faut savoir aussi que cette phase d'excitation n'est pas la dernière de l'empoisonnement [3]. Si celui-ci est intense, il survient
plus ou moins rapidement — et indépendamment de tout traitement — après l'agitation, après les convulsions, après le dé-

---

[1] Jusqu'à nécessiter l'emploi de la camisole de force. Chassaignac. *Annales d'oculistique*. 1855, XXXIII, p. 102. — *Bull. gén. de thérap.*, XLIV,
p. 84. — Kratter (cas 6). *Vierteljahrschr. f. gericht. Med.*, N. F. XLIV.
I. p. 52. 1886.

[2] Goldschmidt. *Schmidt's Jahrb.*, 1838, XXIII, p. 154.

[3] Nous avons parcouru plus de trois cents observations d'empoisonnement par l'atropine non traités par la morphine, et nous n'en avons trouvé
que trois où la mort serait *peut-être* survenue pendant le stade d'excitation. Le premier cas concerne un enfant qui, ayant avalé des baies de belladone, meurt une douzaine d'heures après en convulsions (Rosenberger.
Oesterr. med. Woch. 1843. 18, in *Schmidt's Jahrb.*, XLII, p. 167). Nous
regrettons de n'avoir pas sur ce premier fait de détails circonstanciés.
L'autre observation que nous avons pu lire dans l'original est exposée comme
suit par son auteur : Un enfant de 4 à 5 ans boit une solution d'atropine
prescrite pour une de ses sœurs par un médecin spécialiste. Bientôt après
survient un délire furibond qui dure toute la nuit et qui le lendemain matin
amène la mort ; aucun traitement. (Pantlen. *Med. Corresp.-Bl. des Würtemb. ærzl. Landesvereins*, Stuttgart, 1891, LXI, p. 31.) Sur ce cas,
rapporté du reste de mémoire à propos d'un autre fait, nous manquons de renseignements assez précis pour pouvoir être certain que l'enfant
est bien mort dans la période d'excitation. Le troisième fait nous parait
aussi bien sommairement rapporté : « Un jeune enfant de 4 mois est soumis à l'usage d'un collyre contenant 2 centigr. de sulfate d'atropine pour
10 gr. d'eau. Il succombe le premier jour dans des convulsions. » (Beauvais.
Annales d'Hyg. publ. et de méd. lég., 1881, p. 41.)

lire, de la prostration, du relâchement musculaire, de la narcose. Bientôt le coma s'installe avec perte de connaissance absolue, insensibilité complète, faiblesse du pouls, respiration stertoreuse [1]. On a signalé parfois dans cette dernière période, l'atténuation de la mydriase [2], l'incontinence d'urine et des matières fécales, du refroidissement des extrémités [3] et d'autres symptômes de moindre intérêt.

Citons un exemple entre vingt : Une fillette de 9 ans, dont l'observation est rapportée par Bullock [4], avala vers 5 h. du soir de l'écorce de racine de belladone ; au bout de deux heures elle ressent du dégoût pour la nourriture, de la sécheresse de la gorge. A 9 h. elle commence à délirer, elle profère des paroles incohérentes, puis vers 10 h. elle est prise de convulsions irrégulières. Son état continuant de s'aggraver, on l'apporte à l'hôpital ; elle est complètement sans connaissance, le visage convulsé, pâle, les yeux proéminents, les pupilles dilatées ne réagissant pas ; la peau est froide et visqueuse, le pouls petit, rapide, intermittent. Un traitement énergique, consistant surtout en évacuants et en excitants cutanés, permit à la petite malade de se tirer d'affaire. Mais tous n'ont pas cette chance et beaucoup de ceux qui sont arrivés à cette période de coma, succombent plus ou moins rapidement, en général par paralysie du cœur.

Si dans la majorité des cas publiés, on voit que l'intoxication a été trop peu intense pour que le malade en arrive à cette période de coma, en revanche il existe dans la littérature un certain nombre d'observations où l'état comateux s'est établi très rapidement ou même presque d'emblée, et cela avec n'importe quelle préparation toxique, n'importe quelle voie d'absorption. C'était que la dose d'atropine, vraiment foudroyante, ne laissait pas à l'excitation le temps de se manifester [5]: ou bien c'était que le sujet présentait une idiosyncrasie à l'égard du poison.

Il faut sans doute penser à l'idiosyncrasie pour les cas suivants : Un vieillard traité par Owens [6] qui, après trois instilla-

[1] GEPNER. *Cannstadt's Jahresb.*, 1877. I, p. 429.
[2] BAUER. *Würtemb. Correspond.*, Bl., 1873. XV, p. 113.
[3] HOLLOWAY. *Brit. med. Journ.*, 19 janv. 1889. p. 127.
[4] BULLOCK. *London med. Gaz.*, 1837. XIX. p. 254.
[5] SCHAUENSTEIN. Traité de toxic. cité in BROUARDEL, OGIER et VIBERT. *Annales d'hyg. et de méd. lég.*, 1900. XLIII.
[6] OWENS-MATTHEWS, *Lancet*, 9 août 1890.

tions conjonctivales d'une solution au $^1/_{250}$, tomba sans connaissance ; un patient de Livingstone[1] chez lequel les signes de faiblesse cardiaque dominèrent les autres symptômes causés par un emplâtre belladonné placé sur une région excoriée ; une femme à laquelle Scharf[2] fit donner un lavement belladoné et qui mourut cinq heures après dans un sommeil soporeux avec petitesse du pouls ; Iliff[3] qui s'empoisonna lui-même avec six grains d'extrait de belladone et qui commença par passer par une première période de sommeil avant la phase d'excitation : une jeune fille traitée par Elliott[4] au moyen d'instillations d'atropine et qui présenta, de ce fait, de la stupeur avec sommeil irrésistible et difficulté de la respiration : l'idiosyncrasie est même familiale ici, puisque la sœur de cette jeune fille présenta des symptômes analogues à la suite d'une application de pommade belladonée.

Un affaiblissement et une sensibilisation exceptionnelle dus à une maladie cœxistante ont pu jouer un rôle important dans les cas rapportés par Putégnat[5], Ploss[6], etc.

La forte dose du toxique doit être considérée comme ayant provoqué le coma d'emblée dans le fait d'Edwards[7] (1 once d'extrait de belladone), dans celui de Fissore[8] (50 à 60 centigr. d'extrait de belladone), dans ceux de Bucquoy[9] (un homme et sa maîtresse ayant avalé chacun 25 centigr. de sulfate d'atropine en poudre), dans celui de Travers[10] (4 grains d'atropine), dans celui de Tanner[11], etc.

Bref, qu'il survienne d'emblée ou après une période d'excitation, il nous importe de savoir que c'est ce stade de coma qui est le moment dangereux de l'intoxication et non pas le stade d'excitation. *C'est dans le coma et non dans le délire que l'on meurt par l'atropine.* Tous les traités de toxicologie sont unanimes sur ce point[12]. L'atropine n'est donc pas un de ces

[1] Livingstone. *Brit. med. journ.*, 16 mai 1903, p. 1141.
[2] Scharf. *Casper Wochenschrift* 1845. 6 et 7, in *Schmidt's Jahrb.* XLVI. p 295.
[3] Iliff. *Lancet*, décembre 1849.
[4] Elliott, *Brit. med. journ.*, 3 nov.. 1888. p. 990.
[5] Putégnat. *Gaz. med. de Paris*. 1835. n° 17.
[6] Ploss. *Schmidt's Jahrb.*. 1863, T. CXX. p. 181.
[7] Edwards. *Lancet*. mai 1851.
[8] Fissore. *Gaz. med. de Paris*. 1855. p. 177.
[9] Bucquoy. *Gaz. des hop.*. 1878. p. 43.
[10] Travers. *Brit. med. journ.*, 11 mai 1899. I. p. 1051.
[11] Tanner. *Brit. med. journ.*. 27 mars 1886. I. p. 589.
[12] Kobert.. *Lehrbuch der Intox.*. Stuttgart 1893. p. 610. — Vibert. *Précis de toxicol.*. Paris 1900. p. 567. — Husemann, *Handbuch der Toxic.*. Berlin 1862. I. p. 466, etc.

poisons, comme la strychnine, qui tuent par l'excès des phénomènes d'excitation qu'ils provoquent, mais un poison qui, agissant d'abord comme excitant, tue ensuite en paralysant.

Avant d'en finir avec les effets toxiques de l'atropine, nous devons faire encore deux remarques qui ont une certaine importance pour nous.

D'abord, lorsque le malade se remet de l'état comateux où il a été plongé par une dose excessive d'atropine, il peut passer ou repasser par une phase d'excitation coïncidant avec la période de désintoxication. L'observation d'Andrew[1] est parmi les plus typiques : Une jeune fille de 21 ans avale par mégarde deux tiers de grain (4 centigr.) de sulfate d'atropine. Il se produit heureusement quelques vomissements, mais bientôt surviennent des manifestations d'une excitation intense durant quelques heures, puis il s'établit un sommeil comateux durant quarante-huit heures, auquel succède une nouvelle phase d'excitation pendant laquelle la jeune malade paraissait atteinte de *delirium tremens* et qui se termina par la guérison. Roux[2]. Kauders[3] et d'autres ont observé des faits analogues. Brouardel, Ogier et Vibert[4] ont publié l'observation d'un homme ayant passé, à plusieurs reprises, par des alternatives de coma et de délire sous l'influence de doses répétées d'atropine.

Il est bon de savoir que ce retour des phénomènes d'excitation est d'un pronostic très favorable ; il n'indique, en effet, nullement une recrudescence de l'intoxication, tout au contraire.

La seconde remarque qui mérite notre attention, est qu'il ne faut pas confondre les signes de fatigue qui se manifestent après la période d'excitation d'un empoisonnement resté bénin, avec les symptômes de paralysie des centres nerveux, qui caractérisent la période comateuse, sur la gravité de laquelle nous venons d'insister. Cette fatigue est bien naturelle, succédant à un état « de délire aigu avec déploiement d'une énergie et d'une activité extraordinaires, décuplant, pour ainsi dire, les forces et rappelant l'ivresse alcoolique à la période d'exci-

---

[1] Andrew. *Monthly journ.*, janvier 1852, in *Schmidt's Jahrb.*, T. LXXIV. p. 28.

[2] Roux, *Gaz. des hôpit.*, LXIV, 1861, p. 254.

[3] Kauders, *Wiener med Woch.*, 1881, XXXI, p. 1254.

[4] Brouardel, Ogier, Vibert. *Annales d'hygiène et de med. lég.*, janv. 1900, XLIII, p 9.

tation ou mieux peut-être le débordement d'activité de la manie aiguë »[1]. C'est par un sommeil prolongé que se manifeste le retour à l'état normal, un sommeil profond, il est vrai, mais qui n'a rien de pathologique, à part quelques petits signes plus persistants que d'autres, reliquats de l'empoisonnement qui se termine, la mydriase, par exemple. Au réveil, la guérison est acquise. Bentzen[2], Pause[3], Morris[4], Stevenson[5], Osbeck[6], Baumgarten[7], Collomb[8], Marmier[9], etc., etc., ont noté ce sommeil terminal et réparateur. Les ouvrages de toxicologie ne négligent du reste pas de le signaler.

III

Quant à la morphine, elle agit d'abord chez l'homme comme excitant, puis très rapidement comme paralysant. Son action chez l'homme est, en somme, superposable à celle de l'atropine, sauf que le stade d'excitation morphinique est — en toxicologie tout au moins et pour l'homme de race blanche — tout à fait négligeable. La morphine tue par paralysie des centres nerveux, particulièrement du centre respiratoire. Elle agit donc, les choses envisagées en gros, synergiquement aux fortes doses d'atropine.

En bonne logique, on est forcément amené à penser que dans l'empoisonnement grave par l'atropine, empoisonnement arrivé à la période comateuse, la morphine ne peut que hâter la marche de l'intoxication vers la terminaison fatale, tandis que, dans l'empoisonnement léger, elle risque de faire passer le malade de la période d'excitation, qui est sans gravité, à la période comateuse, beaucoup plus dangereuse.

Comment se peut-il donc que la très grande majorité des auteurs préconisent la morphine comme antagoniste de la belladone ou de son alcaloïde ?

On s'explique la croyance si générale aux bienfaits de la

[1] Collomb. *Rev. méd. de la Suisse romande*. 20 oct. 1902. XXII, p. 714.
[2] Bentzen. *Schmidt's Jahrb.*. T. CCVIII, p. 131.
[3] Pause, *Deutsch. med. Woch.*. 1903. n° 20, p. 354.
[4] Morris. *Lancet*. 10 sept. 1898. p. 689.
[5] Stevenson. *Guy's hospital Reports*. 3me série, XIV. 1869. p. 259.
[6] Osbeck. *Hygiea*. XLVII, 1885, p. 311.
[7] Baumgarten, *Journ. f Chimie*, V. 1846 in *Schmidt's Jahrb.*, Suppl. V. p. 21.
[8] Collomb. *loc. cit.*
[9] Marmier (Auto-observation). *Journ. des connaissances méd. chir.*. VI.. février 1834.

morphine dans l'empoisonnement par l'atropine, si l'on réflé-
chit que, dans la très grande majorité des cas, l'alcaloïde de la
belladone ne manifeste sa toxicité — à côté des phénomènes
nerveux périphériques d'importance secondaire — que par des
symptômes d'excitation intense des centres, symptômes que la
morphine, administrée à propos et en dose convenable, fait
cesser presque magiquement. Ces phénomènes violents font
grande impression sur l'entourage du malade ; leur disparition
en coup de théâtre, après quelques injections de morphine, ne
frappe pas moins. On a peine à admettre, on n'a pas même la
notion, que ces manifestations d'excitation cérébrale sont sans
danger en elles-mêmes ; aussi croit-on sincèrement que la morphine, productrice du calme, est véritablement l'agent d'une
guérison inespérée.

Mais, comme le fait très justement observer Stokvis [1], qui
insiste particulièrement dans ses leçons sur le délire atropinique : « L'empoisonnement par l'atropine s'impose au profane
comme plus dangereux qu'il n'est en réalité ». Et les médecins
sont bien souvent aussi des profanes dans ce domaine si spécial : qui le leur reprocherait ? Combien d'entre eux ont-ils vu,
dans le cours de leurs études, un malade *sérieusement* empoisonné par l'atropine ?

Nous avons pu constater que, chez presque tous les malades
intoxiqués par la belladone ou l'atropine, à côté des phénomènes accessoires déjà signalés : tachycardie, acrinie, mydriase, les symptômes *inquiétants* ont été ceux qui résultaient
de l'excitation du système nerveux central. Chaque fois que le
titre d'un article porte : « Violente intoxication par un collyre...
par des baies de belladone... guérison par... », on peut être
certain que le qualificatif *violent* a été suggéré par les phénomènes d'excitation.

Nous avons été frappé, en même temps, de voir dans quelle
heureuse proportion ces empoisonnements, si graves qu'ils pa-
russent, se terminaient par la guérison, quel que soit d'ailleurs
le traitement employé, fût-ce même, nous dirions presque fût-
ce surtout, l'expectation. Il persiste bien, quelques jours durant
— après la disparition des symptômes à grand spectacle — de
la paralysie de l'accomodation, de la mydriase, de l'érythème,
et cette lassitude, cette fatigue si naturelle dont nous avons

[1] Stokvis. Leçons de pharmacodynamie. Haarlem. Paris. 1905. T. III,
p. 483.

parlé, mais l'essentiel, la vie est sauve et le malade est bientôt complètement rétabli.

Après s'être efforcé de faire évacuer le poison, et en présence de phénomènes d'excitation intense, il est fort naturel, sinon légitime, de vouloir traiter ces agités délirants, convulsants par les calmants ; on a employé la glace sur la tête, les bains tièdes, le bromure[1], le chloral[2], le chloroforme[3] et en premier lieu l'opium et la morphine.

On comprendra facilement, d'après ce que nous venons de dire, que les résultats de ce traitement paraissent être excellents. Un pourcentage des cas de mort donnerait une très faible proportion de décès par rapport au nombre total des intoxiqués. Une telle statistique, facile d'ailleurs à établir, nous paraîtrait dénuée d'intérêt, parce que ce ne sont guère que les empoisonnés ayant du délire — donc les empoisonnés légèrement atteints, ceux pour lesquels le pronostic est excellent — que le médecin est tenté de traiter par la morphine. Au contraire, dans les cas vraiment graves, le médecin s'empressera autour de ses malades comateux avec les excitants cutanés, le brandy, l'éther camphré, l'ammoniaque, la caféine, la strychnine et jusqu'à l'injection sous-cutanée de cognac[4] — tout ce qu'il aurait mis en œuvre, en un mot, s'il s'était agi d'un empoisonnement par la morphine. Or, malgré ce traitement fort rationnel, il aura nécessairement une assez forte proportion d'insuccès. La statistique des cas d'empoisonnement léger, traités par la morphine, sera certes meilleure que la statistique des cas graves traités par les excitants ; sera-t-on, pour cela, en droit de dire que le traitement par la morphine est supérieur ?

En outre, la statistique ne peut pas porter sur une série de cas traités par un seul médecin ; il faut évidemment prendre en considération ce qui se rencontre dans la littérature de faits heureux ou malheureux. Or, il est fort humain — et cela a déjà été dit dans bien d'autres domaines de la médecine — de pu-

---

[1] PRESTON, *Therapeutic Gaz.*, août 1885, p. 520. — DUFFIN, *Brit. med. journ.*, 1881, p. 639.

[2] SELO, Max. *Münch. med. Woch.*, XLVIII, 1901. — TROCQUART, *France méd.*, juin 1880. — PROTHEROE SMITH, *Lancet*, oct. 1881, II, p. 389.

[3] RAWSON, *Lancet*, 1883, *Edind. med. journ.*, avril 1883. Analysé in *Journal de thérap.*, 1883, X, p. 566. — DUFFIN, *loc. cit.*

[4] MORAX, *Soc. vaudoise de médecine*, 3 juin 1880 in *Bulletin de la Société méd. de la Suisse romande*, 1880, p. 212.

blier plus volontiers l'histoire d'un malade qu'on croit avoir brillamment tiré d'affaire par un traitement audacieux, que de venir raconter les faits où le traitement institué s'est montré impuissant ou même nuisible. Et cependant la connaissance des accidents, des échecs, des fautes à éviter, est souvent plus instructive pour le lecteur, que le récit de prouesses thérapeutiques, tant il est vrai que, souvent, on écrit plus pour soi même que pour autrui.

Bref, la statistique n'est ici d'aucune valeur et il est nécessaire de considérer les faits chacun pour soi : « Nulle part la nécessité d'individualiser les cas n'est plus grande que pour les empoisonnements... », écrivait fort judicieusement Lewin, le grand toxicologue allemand.

IV

Nous diviserons les faits cliniques en trois catégories :

1° Les cas paraissant favorables à l'emploi de la morphine, cas où le délire atropinique a été heureusement calmé par la morphine.

2° Les cas dans lesquels la morphine a transformé le délire sans gravité en un coma inquiétant et même mortel.

3° Les cas dans lesquels la morphine a été donnée alors que le malade était déjà dans le coma par le fait de l'atropine.

Les faits de la première catégorie sont de beaucoup les plus nombreux, mais aussi les moins instructifs à notre sens ; ce que nous avons dit plus haut permet de le comprendre.

Pour un certain nombre de faits, il ne s'agit que d'empoisonnements fort légers, souvent d'origine médicamenteuse, des *empoisonnements d'oculiste,* dirions-nous, si le patient n'avalait pas parfois son collyre, parce que le type de ces cas est réalisé dans la pratique ophtalmologique, quand les instillations sont un peu trop fréquentes ou que le titre de la solution est un peu trop fort. On peut alors observer de l'agitation, de l'insomnie, des malaises, des nausées, parfois des vertiges, souvent de la tachycardie et des palpitations, des démangeaisons et de l'exanthème, de la constriction et de la sécheresse du pharynx, sans oublier, bien entendu, la mydriase et la paralysie de l'accomodation. Dans des cas de ce genre, la morphine fait merveille : le malade est calmé par une injection de un ou deux centigrammes comme par enchantement, il passe une bonne nuit et se déclare fort satisfait de son médecin, lequel n'est pas moins content de soi.

Un malade de Kurz qui avait reçu des instillations d'une solution d'atropine à $2^0/_0$, se trouve fort bien d'une injection de 3 centigr. de morphine ; deux patients de Burnes, un pharmacien soigné par Lutaut n'ont qu'à se louer de la morphine qui leur fut administrée dans des circonstances analogues ; il en est de même d'un vieillard traité par Rodger, d'une malade de Ferreira de Abreu, d'une autre de Fejer qui reçoit des instillations d'un mélange de cocaïne et d'atropine, d'une patiente de Prunac, empoisonnée par un collyre et par une pommade, des malades de de Graefe et de bien d'autres.

A côté de ces faits où le poison a été absorbé par la conjonctive, il existe encore dans la littérature beaucoup de cas d'empoisonnements légers, d'autre origine, traités avec le même succès par la 'morphine. Tantôt il s'agit d'une injection sous-cutanée d'une solution peu concentrée (Bergmann, Ménard), tantôt d'une application de pommade ou d'emplâtre sur une région plus ou moins excoriée (Federsen, Walker), tantôt enfin de l'introduction dans le tube digestif d'une préparation peu active, lentement absorbée ou presque totalement vomie (Béhier, Bouchardat, Carrell, Davison, Demme, Ferreira de Abreu, Hawtrey Benson, Hayden, Löbl, M. Swiney, Schofield, etc.).

Voici un fait rapporté par Reinl et qui donne bien une idée de ce qui se produit dans les cas que nous avons en vue maintenant. Il s'agit d'un enfant de six ans qui avala 35 milligr. d'atropine en solution. Immédiatement il est pris de rougeur de la face, d'enrouement et de titubation, puis il présente quelques convulsions accompagnées d'hallucinations et de délire. Malgré l'administration de tannin, d'iodure de potassium et de jaborandi, les mêmes phénomènes persistaient encore au bout de sept heures et demie, avec 140 pulsations et 30 respirations par minute. A ce moment on pratique une injection sous-cutanée de 5 milligr. de morphine. Dix minutes après, le pouls était à 110, la respiration à 20, les hallucinations et l'agitation cessaient bientôt et l'enfant s'endormait tranquillement. Après une nuit de sommeil paisible, on observait encore de la mydriase et des mouvements choréiformes des extrémités et de la face. La guérison complète fut acquise en trois jours.

Il est intéressant de relever que dans des cas de ce genre on constate parfois la rapidité et la facilité de l'action soporifique de la morphine (Shofield. Ménard) résultant de l'association des deux alcaloïdes en doses thérapeutiques, association dont on connaît bien les effets particulièrement calmants et dont nous avons déjà parlé ailleurs [1].

Dans beauceup de cas cependant, le malade quoique légèrement empoisonné par l'atropine, présente déjà une résistance anormale à l'action calmante de la morphine; il faut alors en administrer de fortes doses pour en obtenir les effets habituels. Cela nous amène à envisager le groupe des empoisonnements plus accentués — nous ne disons pas graves — par la belladone ou l'atropine. Bien entendu, entre les cas légers et les cas accentués, il existe tous les intermédiaires possibles. Le cas de Reinl, par exemple, que nous avons exposé, se rapprocherait déjà par certains symptômes des intoxications relativement accentuées. En effet, nous rangeons, d'une façon générale, dans ce dernier groupe les cas où l'agitation consciente fait place à un délire violent, parfois accompagné d'hallucinations et de convulsions. En même temps le pouls est très rapide, souvent petit, la peau est sèche, rouge. la gorge sèche, la voix rauque ou aphone, les pupilles en mydriase et les globes oculaires en protrusion; la respiration est parfois très accélérée et on peut observer du météorisme abdominal. Dans les empoisonnements de ce degré, les toxiques confèrent une résistance étonnante à l'égard de la morphine. résistance sur laquelle nous avons insisté ailleurs [2]. Elle provient de ce que le sujet a reçu — pour ainsi dire préventivement — justement la dose excitante d'atropine qu'il eût été bon de lui donner s'il avait été empoisonné par la morphine.

Cependant, si parfois l'opium administré par la bouche se montre impuissant contre cette excitation si formidable, on peut en général arriver à obtenir le calme par l'injection sous-cutanée de fortes doses de morphine. Dans certains cas, ce calme n'est du reste que passager et après quelques heures de tranquillité on voit de nouveau le malade recommencer à s'agiter. C'est, ou bien que l'effet narcotique de la morphine s'est épuisé, ou bien que le poison qui est encore dans le tube digestif continue à être absorbé (Huber, Schmid, Sewall, Masse, Fahm, v. Peteghem, etc.).

D'autres fois, au calme morphinique succède directement la

[1] *Rev. méd. de la Suisse rom.*, 1907, p. 397.
[2] *Rev. méd. de la Suisse rom.*, 1907. p. 403.

convalescence, non pas encore la guérison absolue, car la mydriase, la sécheresse de la gorge, les céphalées, la lassitude persistent encore pendant quelques heures ou quelques jours. Voici à titre d'exemple un cas rapporté par Hedler :

Un enfant de quinze mois boit à 6 h. du soir la moitié d'un flacon contenant 6 centigr. d'atropine dans 8 gr. d'eau. A 9 h. 1 4, il ne présente encore aucun phénomène morbide. Vers 10 h. il est pris de convulsions peu intenses ; les mouvements de déglutition sont fréquents ; le pouls monte à 120 par minute, la respiration est modérément accélérée, les pupilles un peu dilatées. le visage rouge et chaud. Hedler prescrit 1 centigr. de morphine à prendre en quatre prises. Malgré cela, les convulsions deviennent bientôt de plus en plus fréquentes et violentes, à la fois toniques et cloniques. Lé pouls qui s'élève au-dessus de 200 devient incomptable. La tête et la partie supérieure du thorax sont le siège d'un érythème scarlatiniforme ; les globes oculaires roulent dans l'orbite ; cependant la mydriase reste modérée (fait qui d'après l'auteur paraît en rapport avec la difficulté bien connue d'obtenir chez les petits enfants une dilatation complète des pupilles). En outre, il y a des hallucinations : tantôt l'enfant éclate de rire joyeusement, tantôt il regarde fixement, le visage décomposé par la peur. Tous ces accidents se développent rapidement entre 11 h. et minuit, bien que le petit malade ait pris ses poudres de morphine de quart d'heure en quart d'heure. Alors, au milieu d'une crise convulsive. on lui injecte 5 milligr. de morphine. Au bout d'une minute les convulsions commencent à se modérer, les intervalles entre les accès deviennent appréciables ; au bout de cinq minutes il y a des repos de 30 à 50 secondes. Encouragé par ce résultat, Hedler pratique une nouvelle injection de 5 milligr. dont le succès est encore plus net. Dans l'espace de cinq minutes à peine, les convulsions cessent complètement et le malade s'endort calmement pour ne s'éveiller que le lendemain matin. Il a eu seulement pendant son sommeil quelques légeres contractions des extrémités, contractions qui persistent en s'atténuant pendant deux ou trois jours. Le lendemain matin au réveil, l'enfant est faible et sans appétit, mais le retour à l'état normal paraît certain.

Nous pourrions aisément multiplier ces exemples, ils seraient presque calqués sur celui que nous venons de donner. Plusieurs cas de B. Bell et de Béhier, les protagonistes de la méthode, sept cas de Seaton sur les huit observés par cet auteur, le cas de Nieberg, ceux de Macnamara, de Réhu, nous montrent toujours le même tableau : empoisonnement avec délire calmé par l'opium ou la morphine, guérison attribuée au traitement. Il en est de même des faits de Cohn et Körner, de Rosenthal, d'Aspréa, d'Oliver et Gibbard, de Lantier, de Leder, de Fronmüller, d'Agnew, de Schüler, de Binz (1895), de Bradshaw, etc. concernant des adultes, d'Oxley, de Kühte, de Kavanagh, de Benno Holz, de Selle, de Crolas, d'Abeille, de Haueisen, etc. concernant des enfants. Tous ces auteurs ont eu à se louer de l'emploi de la morphine et beaucoup l'ont fait en termes fort convaincants. Ce qui impressionne aussi, c'est le nombre imposant des cas et l'accord presque unanime des auteurs.

La morphine employée à la période de délire de l'empoisonnement par l'atropine a donc pour effet principal de calmer l'excitation cérébrale. Elle a de plus quelques effets secondaires intéressants à relever. Presque toujours son action sur le pouls a paru favorable. De petit et rapide qu'il est sous l'influence de l'atropinisation, il devient, après l'administration de la morphine, plus lent et plus fort, plus plein (Rosenthal, Bell, Nieberg, Fahm, Leder, Agnew, Schüler, Kluczenko, Cohn et Körner, Sewall, Samelsohn, etc.). En général, la fréquence s'abaisse de 140. 150, à 100, 120.

Oliver et Gibbard notent que la sécheresse de la peau provoquée par l'atropine cède à l'administration de la morphine, et Binz observe dans un cas le même fait en ce qui concerne la sécheresse de la gorge. Cela est assez étonnant, mais certainement fort exceptionnel. Dans les mêmes circonstances, de Graefe observe la cessation de l'ischurie.

Quant à l'action sur le diamètre pupillaire, elle est l'objet d'observations en général précises. Chose étonnante, la mydriase atropique se trouve assez souvent diminuée sous l'influence de la morphine (Binz, Oxley, Lantier, Bathurst Woodman, Béhier, Anderson, Turner, anonyme (1864). Cette action de la morphine peut surprendre, plus encore que le rétablissement des sécrétions cutanées et pharyngées, ceux qui connaissent le mode d'action de l'atropine sur l'iris. En effet, la mydriase est due d'une part à une excitation des terminaisons du sympathique, d'autre part à une paralysie des terminaisons des fibres de l'oculo-moteur commun qui innervent le sphincter irien. C'est par la prédominance naturelle, et pour ainsi dire forcée, de cette action périphérique sur l'action surtout centrale de la morphine, qu'on explique, avec raison selon nous, que le myosis morphinique cède toujours aux installations d'atropine. Comment alors expliquer que la mydriase atropique de son côté se laisse supprimer par la morphinisation, et cela dans un nombre de cas assez considérable pour qu'on ne puisse invoquer une erreur d'observation ou seulement des réactions particulières extraordinaires? Il faut d'abord remarquer que dans la très grande majorité des cas la mydriase n'a pas disparu, elle a seulement été atténuée ; cette atténuation peut alors s'expliquer soit par des phénomènes circulatoires (congestion des vaisseaux iriens), soit par la suppression de l'action mydriatique d'origine centrale, due à l'excitation cérébrale et qui se surajoute aux actions périphériques de même sens. Il faut songer aussi, non pas certes pour tous les faits que nous rapportons, mais peut-être pour quelques-uns, que dans la période terminale de l'action de l'atropine, on observe parfois, en même temps que le coma, la cessation ou l'atténuation de la mydriase, indépendamment de tout traitement.

Dans un autre ordre d'idées, Schüler, Fahm, Leder, Agnew, Samelsohn ont noté une diminution de l'accélération respiratoire, diminution qu'ils considèrent comme une modification favorable des symptômes de l'empoisonnement par l'atropine.

Voilà donc dans le bilan, les faits à l'actif de la morphine. Eloquents, on comprend qu'ils ne laissaient pas de doute dans l'esprit de ceux qui eurent l'occasion de les observer ; nombreux, on se rend compte qu'ils ont petit à petit fait passer dans l'esprit des praticiens l'idée de la valeur de la morphine comme contre-poison de l'atropine.

V

La tolérance pour la morphine, produite par l'intoxication atropinique, paraît être en raison directe de l'excitation psychique causée par l'atropine : cette tolérance est surtout étonnante chez les enfants : elle est parfois telle que l'opium (ou la morphine) administré par la bouche se montre absolument sans action et qu'il faut, pour obtenir le calme si fort désiré, recourir aux injections sous-cutanées de doses souvent effrayantes.

Cependant cette tolérance sera moindre chez les malades légèrement intoxiqués et de ce fait peu excités ; elle sera faible aussi chez les empoisonnés qui, de par l'atropine seule, tendent déjà à entrer dans la période comateuse de l'intoxication, en sorte que la morphine agit alors comme synergique et non comme antagoniste. Enfin cette tolérance n'est pas non plus illimitée, même pour les cas où l'atropine a été prise à dose violemment excitante.

Un très grand nombre d'auteurs pourtant ont eu l'occasion de donner, sans accidents, de fortes doses de morphine. On s'explique ce fait si l'on considère d'une part que les individus trop légèrement empoisonnés pour pouvoir bien résister à la morphine et d'autre part les intoxiqués trop gravement atteints et déjà comateux échappent presque tous — à cause de la symptomatologie même qu'ils présentent — au traitement par la morphine à forte dose.

Cependant, dans un certain nombre de cas, nous voyons l'effet de la morphine dépasser celui qu'on en attendait. Une femme traitée par Beddoës, par exemple, âgée de 66 ans, avait pris une petite quantité d'un liniment belladonné et présentait un peu de délire, de la mydriase et de l'accélération du pouls. Beddoës lui administre quarante gouttes de teinture d'opium par la bouche et près de 0,06 centigr. de morphine en plusieurs injections sous-cutanées. Le coma s'installe alors, la mydriase cesse et la mort survient au bout de seize heures. Il est probable, nous n'osons dire certain, mais nous ne sommes pas éloigné de le penser, que si cette femme avait absorbé davantage de belladone elle aurait pu résister à la thérapeutique.

Dans d'autres cas, au contraire, après la période dangereuse provoquée par le traitement, on voit l'atropine reprendre heureusement le dessus : le pronostic du cas redevient bon quand les effets du contre-poison sont de nouveau dominés par ceux du poison qui continue à s'absorber. Un enfant de 6 ans avait avalé un collyre contenant 0.042 milligr. d'atropine ; bientôt après il présente de la mydriase, de la sécheresse de la bouche, des taches érythèmateuses, du délire et des convulsions ; A. di Bernardo lui injecte alors, en deux fois à une heure d'intervalle, 0,08 centig. de morphine, ce qui finit par amener la cessation de la mydriase (?), mais aussi un sommeil profond avec respiration stertoreuse. C'était à 9 h. du soir. Le lendemain matin heureusement, l'atropine reprend le dessus, la mydriase reparaît, il se produit de l'excitation générale et du tremblement des extrémités. La guérison est acquise dans l'après-midi malgré une potion au laudanum.

Un fait analogue d'Erlenmeyer nous paraît encore plus démonstratif et mériter mieux qu'une simple mention. Il s'agit d'un homme de 28 ans, ayant avalé un peu moins de 0,12 cent. de sulfate d'atropine en solution dans l'eau. Une demi-heure plus tard, soit à 4 h. de l'après-midi, il boit son café mais ne peut avaler le pain. Bientôt les pupilles se dilatent, la démarche devient incertaine, la parole embarrassée et la conscience se perd petit à petit ; en outre le malade tremble et exécute des mouvements machinaux et inconscients, comme celui d'allumer un cigare, par exemple. Un vomitif amène quelques évacuations. Erlenmeyer injecte alors 0.02 centigr. de morphine ; le pouls est faible, à 140. Le malade fait des tentatives pour se lever, mais il vascille : il ne reconnaît personne. Jusqu'à 8 h. du soir on lui fait en tout quatre injections de morphine soit 0,08 centigr., puis on applique des sinapismes et on donne du café noir. De 8 à 10 h. la connaissance diminue toujours plus. On ne peut plus éveiller le malade qui réagit pourtant encore faiblement aux bruits intenses. Le pouls tombe à 120, respiration pénible, écume à la bouche. Dans le même temps on donne des lavements vinaigrés (le quatrième amène une selle inconsciente), une potion ammoniacale et encore deux injections de morphine dont on a ainsi injecté en tout 0,12 centigr. Après 10 h. le patient ne peut plus même se tourner dans son lit, mais vers 11 h. il commence à revenir à lui, il parle d'une façon indistincte et se met à délirer ; vers 2 h. et demie il reconnaît son entourage et le délire commence à diminuer : le pouls est encore entre 80 et 90. Le lendemain matin, sensation de brûlure à la gorge, pollakiurie et paralysie de l'accomodation. la pupille est aussi très dilatée. La nuit suivante est encore un peu agitée, mais la guérison complète survient néanmois bien tôt.

Dans un certain nombre de cas la morphine a si bien calmé les malades intoxiqués par l'atropine qu'il a fallu traiter l'empoisonnement thérapeutique en administrant des excitants: Francillon doit administrer des excito-nervins après avoir administré 1 gr. de morphine en dix injections sous-cutanées : Machiavelli, après l'administration de la morphine, fut obligé par l'état de la respiration, de faradiser les pneumogastriques;

Johnston, après avoir injecté une forte dose de teinture d'opium sous la peau, dut électriser les muscles respiratoires et injecter de la caféine ; Eliot Llelewyn qui injecte 0.022 milligr. de morphine chez un homme empoisonné par 0,033 milligr. d'atropine et de ce fait très excité, voit la respiration tomber à 3 par minute, ce qui nécessite des flagellations et l'administration de café ; dans des circonstances analogues il fallut pratiquer la respiration artificielle à plusieurs reprises chez un enfant traité par Flynn ; Lutaut voit le délire atropique céder à 0.03 centigr. de morphine, mais faire place à une stupeur des plus inquiétantes, il faut administrer du café noir ; cela n'empêche pas Beauvais qui cite ce fait de parler des accidents « effroyables » provoqués par l'atropine et de l'heureuse influence de la morphine ; Nicholls, Crolas, Kürner, Kempe. Morel, Eichenberger et d'autres firent pareilles expériences. Presque toutes concernent un affaiblissement inquiétant de la respiration succédant à l'administration de la morphine.

En ce qui concerne le pouls, il est aussi influencé parfois défavorablement par la morphine. Dans un cas rapporté par Höring, cet alcaloïde fait tomber le pouls et la respiration au-dessous de la normale. Chez un enfant traité par Schmid le pouls devient si petit et faible après l'administration de morphine que l'inquiétude fut très vive et qu'il fallut donner une boisson cordiale ; deux heures plus tard heureusement l'action de l'atropine prédominait de nouveau.

Parfois l'effet narcotique de la morphine — peut-être aidé par un effet de même sens dû à l'atropine — a été extrêmement intense. Dans un cas de Willey, concernant un malade ayant pris 35 grains d'extrait de belladone — une dose très forte, il est vrai — on obtient par l'administration de l'opium un coma profond et persistant très longtemps. Seaton rapporte aussi un fait analogue : un enfant empoisonné par des baies de belladone, devient complètement inexcitable et comateux pendant 26 heures après avoir reçu environ 3 ½ gr. de teinture d'opium. Il est vraisemblable que dans ce dernier cas l'absorption des baies toxiques restées dans le tube digestif contribuait à entretenir la gravité de l'état général ; la guérison survint pourtant.

Mais tous les cas ne furent pas si heureux, et nous avons rencontré plusieurs observations de cas d'empoisonnement par l'atropine, terminés fatalement et où le traitement par la morphine peut être vraisemblablement considéré comme la cause ou comme une des causes de la mort.

Nous avons déjà signalé plus haut le fait de Beddoës. Kratter de son côté eut à traiter un homme de 60 ans violemment délirant à la suite de l'ingestion de baies de belladone. Il lui fait deux injections de 0,02 centigr. de morphine. Le lendemain le malade meurt dans un état soporeux délirant par faiblesse du cœur. Comme dans le cas de Beddoës, l'âge rendait évidemment ce malade plus sensible que d'autres, particulièrement en ce qui concerne le cœur. En outre le poison devait continuer à s'absorber dans l'intestin et la morphine n'a peut-être pas eu l'effet principal. Dans le cas de Kauders l'exitus est aussi imputable au traitement par la pilocarpine qu'à l'emploi de l'opium, et plus peut-être au grand âge du patient (74 ans).

Chez un enfant de 3 ans et demi dont l'observation est rapportée par Bauer, le poison continuait à s'absorber, tandis qu'on donnait de la morphine jusqu'à saturation (?). Bientôt le pouls devient irrégulier, la respiration se ralentit, devient intermittente, et la mort s'en suivit ; à l'autopsie on trouva beaucoup de baies de belladone dans le tube digestif.

Dans d'autres faits la morphine paraît plus exclusivement coupable. Chez un enfant de 3 ans [1], empoisonné par 1 1/2 grain d'atropine, la mort survient en 10 heures 45 minutes, *malgré*, lisons-nous, le traitement par l'opium qui n'empêche pas la stupeur et le coma de survenir, mais qui manifeste son action en diminuant le diamètre pupillaire. Un garçon de 4 à 5 ans, avale des baies de belladone à 6 h. du soir. A 2 h. du matin, Mac-Nab le voit en proie à des crises convulsives avec agitation extrême et manifestations de terreur. Les pupilles sont dilatées, le face congestionnée et tuméfiée, la bouche et la langue sèches. On donne de la morphine et des stimulants. La mort survient 17 heures plus tard dans le coma avec hyperpyrexie.

Soyons surtout reconnaissants à ces auteurs de ce qu'ils ont eu le courage et la bonne foi de publier ces faits instructifs : bien d'autres ont dû en observer de semblables, qui les ont tenu soigneusement cachés. Ne leur reprochons en tous cas pas leur erreur thérapeutique ; quand on a lu certains travaux consacrés à l'éloge de la morphine dans l'empoisonnement bel-

[1] Anonyme. *Boston. med. and surg. journ.*, 8 Oct. 1868. p. 148.

ladonique, on comprend que le praticien puisse recourir à cet alcaloïde sans hésitation. Et c'est pourquoi nous avons réuni ces faits, précisément pour montrer que l'hésitation a bien pourtant sa raison d'être.

Nous n'oublions pas que toutes ces aggravations, toutes ces morts ne peuvent être mises sans conteste à la charge du seul traitement par la morphine ; nous l'avons dit chemin faisant et nous le répétons. Il faudrait une discussion approfondie de chacun de ces cas, et pour cette discussion, nous aurions besoin de renseignements précis et détaillés qui le plus souvent nous font défaut. De plus dans toute intoxication il y a des éléments inconnus, individuels et accidentels, qui sont autant de causes perturbatrices dont l'existence est bien difficile à reconnaître et l'importance bien délicate à apprécier. Néanmoins il ressort bien, nous semble-t-il, de l'ensemble des faits que nous venons de collationner, que la morphine peut, dans bien des cas, développer ses effets toxiques malgré l'empoisonnement par l'atropine et qu'elle peut surtout associer ses effets toxiques narcotiques aux effets de même ordre des fortes doses d'atropine. C'est ainsi qu'elle nous paraît particulièrement dangereuse quand on la donne avant d'avoir pu arrêter l'absorption de l'alcaloïde de la belladone.

VI

Nous venons de montrer que la morphine peut être dangereuse, même à la période d'excitation de l'empoisonnement par l'atropine. Elle l'est encore bien plus à la période comateuse, comme le simple bon sens paraît déjà l'indiquer. Il paraît en effet insensé de donner la morphine dans cette période, alors que tout dans l'état du malade indique les stimulants, mais si grandes sont quelquefois les ressources vitales de l'organisme que quelques malades, déjà dans le coma par le fait de l'atropine, ont pu supporter des doses formidables de morphine.

Le fait le plus extraordinaire est certainement celui de Couzier, qui donna du reste lieu à une discussion intéressante à la Société de thérapeutique de Paris. Il s'agit d'une femme de 26 ans, épileptique, qui avale d'un coup 0,05 centigr. de sulfate d'atropine mélangés à 10 gr. de teinture alcoolique d'aconit. Les premiers symptômes consistent en aphonie, vomissement et délire, puis survient le collapsus ; la malade est en résolution, les pupilles dilatées et immobiles, le pouls petit, très fréquent et irrégulier, les extrémités froides ; la respiration est stertoreuse et on observe à la face des poussées congestives alternant avec de la pâleur. Pour lutter contre ces accidents, on injecte sous la peau, en plusieurs fois dans l'espace de deux heures, 0,50 centigr. de morphine. « Malgré cela », le coma est tel que l'on s'attend à chaque instant à voir succomber la malade. De temps en temps, les pulsations artérielles cessent d'être perçues ; l'insensibilité est absolue et les frictions les plus énergiques ne parviennent pas à ranimer la patiente. On. injecte à nouveau 0,20 centigr. de morphine. Plus tard, il se manifeste une légère amélioration et l'on peut faire avaler un peu de café noir ; le pouls se relève, la respiration se fait mieux. Graduellement. la malade revient à la vie et le lendemain on pouvait la considérer comme hors de danger. Les pupilles restèrent dilatées plusieurs jours. il se produisit aussi des accidents tardifs de congestion pulmonaire.

Moins stupéfiant le fait suivant, rapporté par Deutschmann, mérite tout de même l'intérêt. Une jeune fille de 27 ans, ayant avalé 0,50 centigr. d'atropine (?) fut trouvée à 7 h. du matin dans le coma, la peau cyanosée et froide, le visage pâle, les lèvres livides, tous les membres flasques, le maxillaire pendant, la bouche et la langue sèches, la mydriase maximale, la respiration ralentie. *Comme l'état de la pupille fait penser qu'il s'agit d'un empoisonnement par l'atropine,* on injecte 0,01 centigr. de morphine et autant d'apomorphine ; il ne se produit pas de vomissement, mais une accélération passagère de la respiration (cette accélération a été vraisemblablement provoquée par l'excitation due à la piqûre). A 8 h., on fait une nouvelle injection de 0,01 de morphine et on pratique la respiration artificielle et la faradisation du phrénique. Il n'y a pas d'amélioration, aussi donne-t-on encore 0,01 centigr. de morphine sous la peau toutes les 45 minutes. On injecte aussi de l'huile et de l'éther camphrés. L'état de la respiration reste néanmoins inquiétant comme auparavant ; la température rectale est de 34°7. les réflexes sont complètement abolis, il y a de l'incontinence fécale. Entre midi et 1 h., on pratique un lavage d'estomac et on introduit du café fort par la sonde. Il se produit alors une amélioration : la peau est plus chaude, le pouls plus fort, la respiration plus fréquente (8 par minute). Dans l'après-midi, le sopor diminue, on peut constater quelques légers mouvements réflexes après l'excitation de la peau. On fait une sixième injection de morphine. A 5 h., il y a augmentation des réflexes, la respiration est entre 8 et 10 par minute ; le pouls est à 120, alternativement fort et faible ; il se produit un vomissement. A 9 h., on pratique pour la troisième fois un cathétérisme et une septième injection de morphine. L'amélioration s'accentue, la malade essaye de prononcer quelques mots. A 11 h. du soir débute le délire : la respiration n'est encore que de 8, le pouls est à 120. A 2 h. du matin, il n'y a plus trace de coma, la respiration est entre 9 et 10. Le délire est intense, il est cause que la malade reçoit une nouvelle injection de morphine. A 4 h. du matin, excitation violente : la malade veut quitter le lit, elle demande à boire, elle agite les bras. On lui administre sous la peau un neuvième centigramme de morphine qui amène le sommeil jusqu'au matin. La patiente se réveille alors avec toute sa connaissance, mais avec une amnésie complète de ce qui s'est passé depuis le début de l'empoisonnement ; sa température est de 38°6 et elle se plaint de soif et de céphalées ; la mydriase persiste encore pendant quatre jours.

Quand on connaît les effets de la morphine sur l'homme et si l'on se remémore ce que nous avons exposé des effets habituels de cet alcaloïde donné contre l'excitation atropique, on peut affirmer que, dans le cas de Deutschmann, le délire est survenu *malgré* la morphine et qu'il a été l'annonciateur de la guérison ; celle-ci se produisit donc en dépit des 0,09 centigr. de morphine injectés.

Dans un autre cas, publié par Springthorpe, nous voyons un individu alcoolique, empoisonné par 0,25 centigr. d'atropine, dans le coma et le stertor, résister à 0,02 centigr. de morphine, lesquels n'empêchent heureusement pas la désintoxication physiologique de faire passer le malade par une période de délire. Une des observations de Béhier est analogue ; il est vrai que la morphine avait été prise sous la forme de laudanum et ingérée à petites doses. Dans le fait de Fraser, ce ne fut qu'après une trentaine d'heures de coma que la mydriase, disparue sous l'influence du traitement par la morphine, se manifesta de nouveau en même temps que survinrent des phénomènes d'excitation. Protheroë Smith rapporte le cas d'un adulte qui avait bu une once de liniment belladoné et qui résista, quoique en état comateux, au traitement par le chloral et l'opium. Murrell a observé un homme de 40 ans ayant pris 0,015 milligr. d'atropine, dans le collapsus avec respiration stertoreuse et perte de connaissance, résister à l'administration de 0,12 centigr. de morphine en injections successives.

Quelques auteurs remarquent ou même s'étonnent que la morphine administrée dans ces conditions, c'est-à-dire dans le coma atropique, n'ait pas une influence favorable sur la marche de l'intoxication. Sauberzweig parle d'un cas où 0,015 milligr. d'atropine amenèrent la respiration de Cheyne-Stokes et où la morphine n'eut pas un bon effet. Rollett, chez un enfant de 10 ans qui avait mangé des baies de belladone et qui était en stupeur léthargique, n'obtient aucun bénéfice de l'administration de 1/6 grain de morphine en injection hypodermique; bien heureusement, le médicament n'empêche pas le délire de survenir et la guérison de se produire. Mash, chez une femme ayant absorbé de l'extrait de belladone, observe que 0,03 centigrammes de morphine ne changent rien à l'état comateux. Carruthers, Lee, Mould, Reisz, Webster, Jackson ont l'occasion de faire des expériences cliniques semblables. Plusieurs d'entre eux, du reste, eurent la sagesse ou l'inconséquence d'employer les stimulants en même temps que la morphine.

Sans être à proprement parler exceptionnels, ces cas heureux sont paradoxaux. Il est, au contraire, facile de concevoir que la morphine, donnée au moment du coma atropinique, en aggrave le pronostic déjà assez mauvais par lui-même. Pollak eut l'occasion d'assister un médecin qui avait pris 0,36 centigr. d'atropine pour se tuer. Six heures après, il le trouve sans connaissance, le visage rouge, la bouche largement ouverte, la respiration forte, stertoreuse, cessant par intervalles ; la conscience et la sensibilité ont disparu ; par moment, il y a des secousses convulsives de tout le corps, se localisant particulièrement aux extrémités et au visage. Les pupilles sont dilatées au maximum, la bouche est sèche, le pouls très rapide, faible et irrégulier. Une injection sous-cutanée d'une pleine seringue de morphine amène la cessation des secousses convulsives pendant un quart d'heure, le pouls devient plus régulier et plus lent, les pupilles moins dilatées. Une deuxième injection ne produit aucun effet, mais après quelques heures, le pouls est de nouveau irrégulier et encore plus fréquent que précédemment. La mort survient quinze heures après l'ingestion du poison.

Dans un cas d'O'Brien, concernant un homme de 28 ans ayant avalé deux onces de liniment belladoné, l'état comateux paraît heureusement amélioré par les excitants, mais deux injections de 0.012 milligr. de morphine amènent une aggravation dangereuse de l'état de la respiration et de la circulation et la mort dix-huit heures après l'empoisonnement.

Gross rapporte de son côté l'histoire d'une dame ayant avalé 0,18 centigr. de sulfate d'atropine ; le stade de délire fut très passager, puis survint la léthargie et le coma, avec relâchement de tous les muscles, à l'exception des masséters. Une injection de 0,03 centigr. d'acétate de morphine fait relâcher même les muscles masséters, la peau devient froide, la respiration qui était naturelle devient difficile à 26 par minute. Une nouvelle injection de 0,03 centigr. de sel de morphine fait tomber la respiration à 20 par minute. le pouls reste bon ; il se manifeste en même temps une très légère diminution de la mydriase. On pratique la faradisation et l'injection d'une troisième dose de morphine. Il faut alors faire les manœuvres de respiration artificielle. Vers 6 h. du soir, il y a une amélioration, mais vers 7 h. ³⁄₄, la faradisation et la respiration artificielle deviennent de nouveau nécessaires. Après quelques alternatives d'amélioration et d'aggravation, la mort survient à 11 h. ¹⁄₂ en apnée.

Comme nous le disions précédemment, la morphine seule ne peut être chargée à coup sûr de la mort de ces malades, mais ce qu'on peut affirmer, en présence des symptômes observés, c'est qu'elle ne pouvait qu'aggraver l'évolution de ces cas.

VII

Il nous paraît naturel de nous occuper encore ici brièvement des empoisonnements par les solanées vireuses autres que la belladone [1]. pour lesquels le traitement par la morphine a été employé. En effet, la jusquiame et le datura contiennent des alcaloïdes dont l'action ressemble presque en tous points à celle de l'atropine ; aussi, tout ce que nous avons dit sur l'emploi de la morphine contre l'intoxication belladonique peut s'appliquer *mutatis mutandis* à l'intoxication par la jusquiame, le scopolia et le datura.

La *jusquiame*, l'*hyosciamine* et l'*hyoscine (scopolamine)* passent pour plus calmantes, plus narcotiques que la belladone et l'atropine. Nous en pouvons conclure que la morphine pourra produire

---

[1] Nous n'avons en vue que les solanées dont l'action toxique se rapproche avec évidence de celle de la belladone. aussi. laissons-nous de côté le tabac.

plus facilement le calme à la période délirante de l'empoisonnement par ces drogues, mais aussi qu'elle sera moins bien tolérée et plus dangereuse.

Dans les quatre observations d'Aufrecht, entre autres, nous
voyons des enfants de 5 à 11 ans, violemment délirants pour
avoir mangé des graines de jusquiame, calmés très rapidement
par 0,003 milligr. à 0,009 milligr. de morphine. Ces doses sont
fort minimes, si on les compare à celles qui sont généralement
nécessaires pour calmer l'excitation belladonique, même chez
les enfants. Cependant, dans le fait de Rezek concernant un
enfant de 3 ½ ans, empoisonné aussi par des graines de jusquiame, il faut 0,01 centigr. de morphine en injection sous-
cutanée pour amener la cessation des convulsions ; encore que,
après six heures de calme, l'agitation et les convulsions surviennent de nouveau, mais moins violemment.

La morphine paraît aussi avoir été bien tolérée et avoir ainsi
rendu des services comme calmant dans deux cas dont les observations ont été publiées par Coltmann et par Foster sous le
titre « d'empoisonnement par l'hyosciamine » et sous celui
« d'empoisonnement par la scopolamine ».

Dans une intoxication par 0.0006 dixmilligr. d'hyoscine re-
latée par Eshner qui note, avec des symptômes d'excitation cérébrale, un pouls à 120, une respiration à 40, la rougeur du
visage et l'absence de dilatation pupillaire, de petites injections
de morphine semblent avoir été utiles en calmant le patient.
En revanche, dans un cas d'Adler, la morphine a eu plutôt une
action aggravante. Il s'agit d'un élève d'un laboratoire qui, à
9 h. 45 du matin, boit par mégarde dans un verre sur le fond
et les parois duquel s'était déposé du chlorhydrate d'hyoscine.
Au bout d'un quart-d'heure, les accidents débutent par un violent étourdissement, puis la connaissance disparaît graduellement ; à 11 h., surviennent des convulsions générales. A midi.
le malade est reçu à l'hôpital : le coma est profond, la tête est
renversée en arrière. les mâchoires sont contractées, il y a
de violentes convulsions cloniques des quatre membres ; les
pupilles sont dilatées à l'extrême ; on compte 145 pulsations à la
minute, le pouls est petit et dépressible. On fait un lavage d'estomac et à midi et demi on pratique une injection hypodermique
de 2 centigr. de morphine. Les convulsions cessent bientôt, mais
elles sont remplacées par une rigidité complète de tout le corps
avec persistance de l'état comateux sans aucune amélioration.

Une injection de 1 centigr. de pilocarpine ne produit pas de sali-
vation. Dans le cours de l'après-midi, le coma est remplacé par
un état soporeux. Vers 3 h., le pouls devient plus plein et moins
fréquent (104). Une nouvelle injection de pilocarpine se montre
active en ce qui concerne les sécrétions. Vers 5 h., le malade
répond à une question, mais bientôt après survient le délire.
Le lendemain matin la connaissance est complètement revenue,
mais il persiste quelques troubles de l'équilibre et la mydriase.
Faut-il, pour ce cas-là, charger la morphine de la longue pro-
longation de l'état comateux ou seulement la forte dose d'hyoscine absorbée ? Probablement toutes les deux. Chez un malade
d'Evans, la morphine n'a pas davantage de succès contre le
coma provoqué par trois gouttes d'une solution de hyoscine à
1 % données sous la peau.

Ces faits, trop peu nombreux et trop peu démonstratifs, ne
montrent pas nettement le danger de l'emploi de la morphine,
chez un individu intoxiqué par l'hyoscine, mais, pour se rendre
compte de ce danger, il suffit de considérer les résultats des
narcoses faites au moyen de la combinaison de la scopolamine
et de la morphine [1]. La scopolamine peut en effet être considérée comme identique à l'hyoscine, et la narcose obtenue avec
cet alcaloïde et la morphine, comme le résultat d'une double
intoxication provoquée intentionnellement. Malgré les soins et
la surveillance dont on entoure les malades soumis à cette
épreuve, les résultats ne sont pas brillants. Pour autant que
nous pouvons le présumer, il serait moins dangereux d'associer à
la morphine, l'atropine, parce que cette dernière est moins narcotique et plus longtemps excitante, mais alors le résultat que
l'on désire, c'est-à-dire l'insensibilisation et l'immobilisation,
n'est plus obtenu, ou s'il l'est, c'est encore avec des doses qui
sont dangereuses.

Quant à la pomme épineuse *(Datura stramonium)*, elle est
considérée comme une drogue plus excitante que la belladone,
quoique beaucoup d'auteurs identifient complètement daturine
et atropine. Il est en tous cas certain que l'empoisonnement
par le datura se manifeste en général à la première période
par des phénomènes d'excitation encore beaucoup plus violents
que ceux que nous avons vus se produire à la même période de

---

[1] DE MAURANS. *Semaine médicale*, 8 nov. 1905, p. 529.

l'empoisonnement belladonique. Ces phénomènes sont même si intenses, particulièrement les convulsions, que nous n'osons affirmer qu'ils ne puissent parfois amener à eux seuls déjà l'exitus, quoique la marche habituelle de l'intoxication soit bien analogue avec ce qu'elle est pour l'atropine, c'est-à-dire qu'elle se termine habituellement dans le coma.

Il est bien certain néanmoins que la morphine est contre-indiquée à ce stade de coma, comme le dit fort bien Terry, et qu'elle peut alors contribuer à amener une terminaison fatale (Newton, Albrecht), mais n'est-elle pas utile dans certains cas spéciaux contre des symptômes trop violents ?

Dans un des cas de Strœmberg, par exemple, l'éxcitation semble bien avoir mis le malade en grand danger : Quatre enfants de 3 à 7 ans avaient mangé des graines de datura ; chez trois d'entre eux les phénomènes d'excitation, tout en étant graves, ne mirent pas la vie en question ; il n'en fut pas de même pour le quatrième, un garçon de 5 ans ; chez lui le pouls devint extrémement accéléré, filiforme, il se produisit des convulsions cloniques ininterrompues si fortes que le corps exécutait des soubresauts désordonnés dans le lit ; de temps en temps l'enfant poussait un cri rauque et inarticulé ; la respiration stertoreuse était très irrégulière et le pouls devint bientôt, lui aussi, irrégulier. La mort paraissait imminente , c'est alors qu'on s'adresse à la morphine, comme dernière ressource. Dans l'espace d'une heure, on injecte 2 centigr. en trois fois. Dès la première injection la scène change : le pouls devient plus plein et moins fréquent et la respiration se fait mieux ; entre les attaques convulsives il y a des intervalles de plus en plus en plus grands. Au bout de deux heures tout danger paraît conjuré, mais il se passa encore plusieurs heures avant que le sommeil vînt faire cesser l'agitation. Ce fait donne à réfléchir ; l'auteur cependant prévoit l'objection que la guérison eût pu survenir même sans le traitement par la morphine.

Quoiqu'il en soit. Streit fait une expérience favorable analogue chez un garçon de 8 ans qui avait avalé une poignée de graines de stramoine et qui présentait de violentes convulsions toniques et cloniques avec emprosthotonos. grimaces, roulement des yeux, délire bruyant. Il y avait entre les convulsions des intervalles de repos de une à deux minutes, pendant lesquels les muscles restaient contracturés, les membres en extension et le tronc en opisthotonos. La mydriase était intense, mais la sécrétion de la salive ne paraissait pas entravée. Le pouls était à 140, plein, fort et régulier ; la respiration à 35 par minute. Un vomitif donna issue à 60 graines de datura. Ce ne fut qu'à la suite de trois injections d'0,01 centigr. de morphine que le délire et les convulsions commencèrent à se calmer. La guérison s'ensuivit.

Un des faits de Lendon est analogue, mais l'auteur rapporte en même temps l'histoire de deux frères de son malade, empoisonnés également et guéris sans morphine.

L'action de la morphine a été encore reconnue comme favorable par Wehrli, Vergely, Pedicini, Wilson, Stevens, etc. ; Putnam s'en loue particulièrement comme calmant du cœur.

La résistance aux effets calmants de la morphine, de même que la tolérance pour les fortes doses de cet alcaloïde, paraît du reste aussi considérable, et même plus, chez les individus empoisonnés par le datura que chez ceux qui ont absorbé des préparations de belladone. Nos documents ne sont naturellement pas aussi abondants pour la première que pour la seconde de ces solanées, mais nous pouvons relever les faits de Turner, qui nous montrent l'administration buccale de teinture d'opium absolument sans effet sur la marche générale de l'empoisonnement de deux enfants intoxiqués par des graines de datura ; le cas d'un malade de Lee, un adulte qui empoisonné par une teinture alcoolique de graines de datura, put tolérer 80 gouttes de teinture d'opium dans le tube digestif et 3 $\frac{1}{2}$ grains (21 centigr.) d'acétate de morphine) sous la peau ; un fait d'Anderson dans lequel l'excitation due au datura ne commença à céder qu'au bout de huit heures, malgré l'administration d'un grain de morphine toutes les heures ; ce malade prit en tout 15 grains (90 centigr.) en dix-huit heures sans présenter de symptômes de morphinisation.

Mais, comme pour l'intoxication belladonique, la tolérance a des limites, limites d'autant plus proches que la dose du poison a été très faible, insuffisante pour exciter violemment, ou a été au contraire très forte, capable à elle seule de produire le coma.

VIII

Il est temps maintenant de nous résumer et de conclure.
Nous avons insisté au début de ce travail sur la marche de l'intoxication atropinique abandonnée à elle-même et sur les deux
périodes qui la caractérisent : période d'excitation d'abord,
période de paralysie ensuite ; nous avons montré que la première période n'est pas dangereuse en elle-même et que le malade succombe toujours à la deuxième période, dans le coma.
Nous avons dit combien il était illogique et dangereux de
donner la morphine comme contre-poison pendant cette période
comateuse ; malgré l'évidence de cette donnée, il était nécessaire de la rappeler. Nous avons montré aussi que malgré la
tolérance pour la morphine que crée souvent l'état d'excitation
de la première période de l'empoisonnement atropique, la morphine pouvait contribuer à faire entrer le malade dans la période comateuse, pouvait donc transformer un empoisonnement
bénin en un empoisonnement grave.

Faut-il donc, malgré les très nombreux faits où la morphine
a paru utile contre l'intoxication belladonique, malgré l'en-
thousiasme de beaucoup d'auteurs pour l'emploi de cet alcaloïde, en proscrire absolument l'emploi ?

On peut discuter les indications de ce médicament dans trois
cas essentiellement différents, en théorie du moins : 1° dans
l'empoisonnement léger par l'atropine. 2° dans la première
période de l'empoisonnement moyen, 3° dans l'empoisonnement grave.

Pour ce qui est du premier point, la principale objection à
l'emploi de la morphine se présentant à l'esprit, peut-être même
la seule sérieuse, c'est qu'il n'est souvent pas possible de savoir
avec certitude si l'on a affaire à un empoisonnement léger : le
poison continue-t-il à s'absorber, la période dangereuse peut
toujours survenir. Cependant, quand on sait que la quantité du
toxique ingéré est relativement minime, quand d'autre part on
peut être certain que l'absorption ne peut se continuer indéfi-
niment, lorque les instillations ou les applications cutanées sont
en cause par exemple, quand d'autre part l'agitation peut être
nuisible au malade atteint d'une affection cardiaque, ayant un
pansement délicat, etc., et quand enfin on veut donner du repos
à l'entourage, on peut essayer l'administration prudente de mor-

phine. Nous n'allons pas jusqu'à dire avec Binz[1] qu'en ne le faisant pas on se rende gravement coupable du péché de négligence, mais il y a des cas où il serait inutilement cruel de laisser un patient en proie à l'insomnie ou de faire veiller dans l'inquiétude toute une famille, quand on a sous la main la seringue pleine de la morphine bienfaisante.

Il est possible, comme l'espère Binz lui-même, que l'on trouve un jour un calmant supérieur à la morphine, mais pour l'instant, c'est bien elle qui se montre le plus efficace et le moins dangereux dans l'espèce : le chloral en particulier serait, aux doses où il faudrait le donner, beaucoup plus offensif pour le cœur.

On usera de morphine, nous le répétons, avec prudence, mais on verra parfois — pas toujours — que par le fait de l'atropinisation, il est nécessaire de dépasser les doses qui eussent été autrement suffisantes pour provoquer le sommeil. Même les enfants peuvent alors supporter la morphine de remarquable façon. Et ceci qui peut paraître étonnant n'est point en contradiction avec l'idée que nous soutenons. Dire en effet qu'une dose modérée d'atropine augmente la tolérance des centres nerveux à l'égard de la morphine. n'implique pas nécessairement qu'une forte dose d'atropine ne puisse agir dans le même sens que la morphine.

Nous admettons donc l'emploi de la morphine dans les empoisonnements légers. mais seulement à titre de palliatif contre les phénomènes d'excitation et non comme antagoniste léthal. puisque la vie n'est pas en danger. Il ne faut donc pas s'imaginer avoir sauvé, par la morphine, un individu agité ou délirant sous l'influence d'une préparation belladonique et qu'on a simplement réussi à calmer ou même à faire dormir. Il faut bien se dire que, dans un cas de ce genre, la morphine n'est pas indispensable, qu'elle est seulement agréable ; et ceci doit rendre très circonspect, car ces intoxications-là évoluent *toujours* vers la guérison.

Les oculistes, qui ont souvent, ainsi que nous l'avons déjà signalé, l'occasion d'observer des empoisonnements légers par l'atropine paraissent particulièrement fervents de l'emploi de la morphine. Aussi ne résistons-nous pas au désir de citer les paroles pleines de sens de notre confrère M. Collomb, un ocu-

---

[1] Binz. *Centralbl. für klin. Med.*, 1893, p. 25.

liste lui aussi, qui a eu à traiter un cas plus grave que ne le sont ceux qui émotionnent habituellement ses confrères. Il s'agissait d'une fillette ayant survécu à l'ingestion d'un collyre contenant environ 5 centigr. d'atropine. « On a cru, écrit M. Collomb, pouvoir, en pareille occurence de survie à l'empoisonnement atropinique, attribuer cet heureux résultat à la mise à contribution de l'antagonisme de la morphine. Des cas comme le nôtre nous rendent sceptiques sur cette conclusion ; ici la *bonne nature* a fait merveille sans trop *d'adjuvants, sans morphine*, ailleurs, *malgré la morphine et le reste ;* ne serait-ce pas aussi *à cette bonne nature seule* que revient l'honneur de survies qui ne sont pas plus extraordinaires, n'en déplaise à notre amour-propre qui nous porte à en juger quelquefois autrement *sans assez de preuves.* »

Nous devons aussi signaler la conduite de Siegmund, qui laissa évoluer pendant vingt-sept heures un empoisonnement par 3 centigr. d'atropine sans vouloir administrer de morphine. et surtout celle de Binz [1] qui, ayant à traiter trois enfants légèrement empoisonnés par quelques milligrammes d'atropine, ne donna pas de morphine, l'amélioration ayant déjà commencé à se produire sans aucun traitement. Ce dernier fait est d'autant plus intéressant que le prof. Binz est le plus distingué défenseur de l'antagonisme réciproque entre la morphine et l'atropine. Il est regrettable que les disciples n'aient souvent pas fait preuve d'autant de jugement que leur maître.

Avant de passer à l'examen du second point : peut-on ou faut-il donner la morphine à la phase d'excitation d'un empoisonnement sérieux par l'atropine ? nous sommes amenés à nous poser cette question préalable : Tous les excitants finissent par devenir paralysants dans la dernière phase de leur action ; le deviennent-ils par suite justement de leur action excitante et de l'épuisement qui en résulte, ou le deviennent-ils par le fait de leur toxicité même ? Question délicate, impossible à résoudre d'une façon certaine et générale. On comprend pourtant l'importance qu'elle a pour nous. Si en effet le coma atropique n'est que le résultat du surmenage du système nerveux, la morphine sera d'une grande utilité en empêchant ce surmenage inutile. Il est certain que le simple bon sens montre que ce n'est pas impunément que, pendant des heures et même des

---

[1] Binz. *Deutsche med. Woch.,* 1879. p. 629.

jours, un malade délire, convulse, lutte contre des ennemis imaginaires ou contre les six infirmiers qui s'efforcent de le maintenir. Si ce n'était que cela, la question serait résolue : la morphine serait indiquée. Mais on est bien obligé d'admettre d'autre part — avec quelques petites restrictions — que les excitants, à trop forte dose ou donnés trop longtemps de suite, exercent une action contraire à celle qu'ils manifestaient primitivement.

Or, nous avons fait remarquer plus haut la distinction importante qui doit être faite entre la fatigue bien naturelle qui succède à la période d'excitation d'un empoisonnement par l'atropine resté bénin, et l'état comateux caractérisant la seconde période d'un empoisonnement grave. L'atropine exerce bien, il nous semble qu'on peut l'affirmer, cette action ultime paralysante sur les cellules nerveuses[1] et la preuve en est qu'une dose massive peut foudroyer un animal, comme nous l'avons expérimenté maintes fois, avant qu'aucun phénomène d'excitation ne se soit manifesté. L'animal mourait bien sous l'influence du poison et non pas de la fatigue causée par une excitation préalable qui n'avait pas eu le temps de se produire. Il existe aussi des faits cliniques dans lesquels le coma, parfois mortel, s'est établi d'emblée, sans que l'excitation de la première période se soit manifestée.

De ces constatations résulte nettement la contre-indication de la morphine qui, dans un empoisonnement grave par l'atropine, ne peut que hâter la période de paralysie des cellules nerveuses, qui par conséquent augmente les chances de mort.

Il y a cependant une restriction à faire ici, restriction trop subtile du reste pour n'être pas plutôt théorique que pratique. Comme nous le faisait observer notre maître, le prof. Mayor, un individu qui a pris une dose d'atropine capable de le faire *entrer* dans la phase comateuse aura plus de chance de succomber dans cette phase de dépression, si la dépression elle-même est conditionnée à la fois par l'action directe du poison et par l'épuisement dû à une excitation antérieure prolongée. Il est alors certain que, si la morphine pouvait avoir comme seule action d'éviter ce surmenage préalable sans accentuer l'état narcotique consécutif, elle serait d'une utilité incontes-

---

[1] Quelques auteurs, comme Stokvis, mettent même les phénomènes de la première période sur le compte d'une paralysie des centres supérieurs inhibiteurs.

table. On pourrait se demander si, en procédant avec prudence, c'est-à-dire en employant des doses de morphine répétées et calculées de façon à modérer seulement l'excitation, on n'arriverait pas au but, par tâtonnements pour ainsi dire : mais il semble bien, d'après les observations, que la morphine, lorsqu'elle arrive à calmer le malade, le plonge aussitôt dans un sommeil profond qui pourra très vite se transformer en coma, si l'atropine continue à s'absorber.

En fait, le problème est très difficile à résoudre ; l'expérimentation seule pourrait nous donner un fil conducteur ou tout au moins quelques renseignements, mais, comme nous le disions plus haut, étant donnée la résistance de nos animaux à l'atropine et leur mode de réagir à la morphine, le plan d'expérience est impossible à établir pour le moment.

Le plus sûr, le plus prudent et sans doute aussi le plus vrai est de considérer ici au premier plan le danger évident de la morphine : son utilité hypothétique en est reléguée au second plan.

On pourrait nous objecter encore ici que l'atropine tue surtout par le cœur et qu'il faut empêcher autant que faire se peut le surmenage de cet organe, afin de lui laisser toutes ses forces de résistance. Il y a certainement là une idée juste, mais il faut remarquer que quand l'excitation atropinique est assez violente pour amener un surmenage sérieux du cœur, il faut, soit pour obtenir le calme cérébral, soit pour amener un ralentissement relatif des pulsations, administrer des quantités de morphine qui risquent fort de devenir offensives elles-mêmes pour l'organe central de la circulation.

En outre, la vaso-dilatation morphinique s'ajoute à celle qui est déjà provoquée par les fortes doses d'atropine ; et ainsi la circulation se fait de plus en plus mal et les glandes éliminatrices ainsi que les poumons s'en trouvent entravés dans leur fonctionnement.

Il faut encore rendre attentif au fait que la morphine paralyse le centre du vomissement, ce qui doit être considéré si le poison a été introduit par l'estomac et que l'on suppose qu'il puisse encore s'en éliminer.

Mais tout cela reste secondaire et, nous le répétons, le danger à éviter est de créer une synergie entre la morphine et l'atropine à hautes doses, toutes deux paralysant les cellules nerveuses.

Nous concluerons donc que l'on a peu à craindre de la morphine dans les *empoisonnements légers* par l'atropine, que l'on peut même l'employer dans ces cas-là plus largement que dans d'autres circonstances et que c'est alors un médicament très *agréable* pour le malade et pour son entourage, mais elle ne sauve pas la vie, puisque pour qu'on ose la donner il faut que l'existence de l'intoxiqué ne soit pas en question.

Dans les *empoisonnements moyens,* la conclusion est plus délicate. La morphine peut être utile en évitant le surmenage causé par la période d'excitation ; dans des cas très exceptionnels — si même ils se présentent — quand les phénomènes d'excitation mettent la vie en danger par leur intensité même, cette utilité est incontestable. Se rencontre-t-il vraiment des cas de ce genre ? Il se peut, mais nous n'oserions l'affirmer pour les intoxications par la belladone ou l'atropine ; en revanche, la chose paraît plus probable lorsqu'il s'agit d'empoisonnement par le datura. Néanmoins, si la drogue est en dose assez forte pour développer finalement ses effets paralysants sur les centres nerveux, l'emploi de la morphine est franchement dangereux ; cet emploi nous paraît particulièrement à éviter lorsque le poison est la jusquiame, l'hyoscine ou une substance analogue.

En tous cas, le vague même du terme empoisonnement moyen doit rendre très circonspect : il est certain que la morphine peut être très nuisible, il est aussi certain — disons presque certain — qu'elle n'est jamais indispensable [1].

En dernier lieu, dans les *empoisonnements graves,* caractérisés par l'état comateux, la morphine est formellement contre-indiquée comme aussi, mais avec la restriction que nous développions plus haut, pour les malades que l'on prévoit devoir arriver à cette phase de l'empoisonnement.

La morphine ne doit donc pas être considérée comme un antagoniste léthal de l'atropine, mais seulement comme un médicament efficace contre certains symptômes pénibles, mais non dangereux, de l'intoxication aiguë par l'atropine.

---

[1] Bien entendu il faut mettre tout à fait à part, à ce point de vue, les empoisonnements par l'atropine qui surviennent chez les morphinomanes (faits de Webster, Lubelski).

INDEX BIBLIOGRAPHIQUE DES CAS D'EMPOISONNEMENTS.

a) Empoisonnements par la belladone (atropine) traités par l'opium (morphine).

ABEILLE. *Gaz. méd. de Paris*, 1868, p. 619 — *Bull. de l'Acad. de med.*, 1872, p. 827 — L'opium est l'antidote de l'empoisonnement par la belladone, Paris 1869.

AGNEW. *Pensylv. Hosp. Rep.*, 1868, I, p. 356.

ASPREA. *Lo Sperimentale*, déc. 1870. XXVI, 12, p. 575.

BARNES et DUNCAN. *Brit. med. Journ.*, 8 mai 1897, p. 1157.

BATHURST. *Med. Times and Gaz.*, 8 oct. 1864, p. 385.

BAUER. *Württemb. Corr. Blatt*, XLIII, 15, 1873.

BEAUVAIS. *Ann. d'hygiène, publ.*, 1881, p. 41.

BEDDOES. *Lancet*, 16 juillet 1870, p. 83.

BEHIER. *Union méd.*, 1859 in C. PAUL, *Th. de Paris*, 1876 — *Annuaire de Thérap.*, 1860, p. 22 — *L'Union méd.*, 1863, XIX, p. 100. — *Arch. gen. de méd.*, 1864, p. 589. — *Bull. de thérap.*, LXV, p. 135.

BELL. *Edinb. med. Journ.*, 1859, p. 1. — *L'Union méd.* 1859, p. 378.

BINZ. *Centralbl. f. klin. Med.*, 1893, p. 25. — *Berl. klin. Woch.*, 18 nov., 1895, XXXII, p. 996.

BOUCHARDAT. *Annuaire de thérap.*, 1860, p. 23.

BRADSHAW. *Amer. med. News*, 27 nov. 1886, p. 595.

BROWN-SÉQUARD. *Journ. de physiol.*, oct. 1860, p. 720.

BURNES,- in PELTIER. *Th. de Paris*, 1889-1890.

BURNS. *New Orleans med. and surg. Journ.*, févr. 1886.

BURRIT. *Philad. med. and surg. Rep.*, avril 1873, XXVIII, n° 16, p. 316.

CARRELL. *Philad. med. and surg. Rep.*, XLVII, 3, p. 77. July 1882.

CARRUTHERS. *Brit. med. Journ.*, 16 sept. 1871, p. 326.

CHRISTISON. *Arch. gén. de méd.*, 1864, I, p. 579.

COHN et KŒRNER. *Berl. klin. Woch.*, 1865, II, 16.

COLTER. *Med. Times and Gaz.*, 3 août 1878, p. 125.

COUZIER. *Soc. de thérap.*, 10 févr. 1875, in *Journ. de thérap.*, 1875, II, p. 284.

COX. *Philad. med. Times*, 1882-1883, XIII, p. 377.

CROLAS. *Lyon méd.*, 1874, 17, p. 30.

DAVISON. *Med. Press and Circ.*, 31 mars 1875, p. 267.

DAVY. *Lancet*, 4 mars 1882, p. 345.

DELPECH. *Bull. et Mém. de la Soc. de thérap.*, 23 juin 1890, p. 301.

DEMME. XXII. med. Bericht über die Tætigkeit des Jennerschen Kinderspitals in Bern, 1885, p. 47.

DEUTSCHMANN, *Th. de Göttingen*, 1881.

DUFFIN, *Brit. med. Journ.*, 23 avril 1881, p. 639.

DUFOUR, *Soc. vaud. de méd.*, 3 juin 1880. *Bull. de la Soc. méd. de la Suisse rom.*, 1880, p. 212.

Duncan. Voir Barnes.

Eichenberger. *Corr. Blatt f. schw. Aerzte*, 15 nov. 1896, p. 708.

Eliot Llewellyn. *New-York med. Rec.*, 6 oct. 1883, XXIV, p. 372.

Erlenmeyer. *Berl. klin. Woch.* 8 janv. 1866. p. 13.

Evans. *Brit. med. Journ.*, 21 sept. 1861.

Fahm. *Corr. Blatt f. schw. Aerzte*. 15 sept. 1893, p. 628.

Feddersen. *Th. de Berlin*, 1884-1885.

Fejer. *Berl. klin. Woch.*. 1904, 32, p. 855.

Ferreira de Abreu (Baron de Thérésopolis). *Journ. d'hyg.*, 1882, p. 213.

Flynn. *New York med. Rec.*. 14 avril 1882, XXI, p. 375.

Francillon. *Soc. vaud. de méd.* 3 juin 1880, *Bull. de la Soc. méd. de la Suisse rom.*, 1880, p. 212.

Fraser. *Med. Times and Gaz.*. 1864. II. p. 385.

Fronmuller. *Memorabilien*, 1864, IX, II.

von Graefe. *Deutsche Klinik*, 1861, p. 157. — *Arch. f. Opht.*, 1863, IX, 2. p. 71.

Gross. *Amer. Journ. of med. Sc.*, oct. 1869, CXVI, p. 401.

Haleisen. *Württ. Corr. Blatt*, 1879. XLIX, 31, p. 224.

Hawtrey Benson. *Med. Press and Circ.*, 1872.

Hayden. *Dublin Quart. Journ.*, 1863, p. 51-54.

Hedler. *Berl. klin. Woch.*, 23 août 1875. 34. p. 471.

Holz. *Berl. klin. Woch.*, 9 juin 1890, p. 528.

Benno Holz. *Berl. klin. Woch.*, 1904, 16, p. 1196 — *Therap. Monatsh.*, janv. 1905. p. 52.

Hœring. *Württ. Corr. Blatt*, 1868, XXXVIII, 28.

Horton. *Philad. med. and surg. Rep.*, 10 juin 1876. p. 404.

Huber. *Zeitschrift f. klin. Med.*, 1888, XIV, p. 511.

Hughes. *London med Review*, août 1860.

Jackson. *Lancet*. 23 févr. 1884, p. 342.

Johnston. *Boston med and surg. Journ.*, July, 1871, p. 54.

Kauders. *W medecien. Woch.*. 1881, XXXI. p. 1254.

Kavanach. *Med. Press and Circ.*, 11 août 1869.

Kempe. *Jahresbericht f. Pharmacogn.*. 1876, p. 635.

Kleczenko. *Wiener med. Woch.*, 1869. p. 1236.

Kowalewski. *Brit. med. Journ.*, 1879. II. p. 619 — *Zeitschr. f. Psych.*, XXXVI. p. 431 in Binz, *Centralbl.*, 1892, V.

Kratter. *Vierteljahrsschrift f. gerichtl. Med.*, N. F. XLIV, 1886, p. 52.

Kegel. *Arch. f. Opht.*, 1870. XVI. I. p. 345.

Kehte. *Nederland. Tijdschr. v. Geneesk.*, July 1870, p. 497.

Kurz. *Memorabilien*. 1892, p. 390.

Lantier. *Gaz. des hôp.*, 65, 1874, p. 515.

Lee. *Amer. Journ. of med. Sc.*, 1862. T. XLIII, p. 57. — *Arch. gén. de méd.*. 1864, I, p. 575.

Leder. *Allgem. med. Centralz.*, 1879. analysé in : *Journ. de thérap.*, VII, 1880. p. 675.

Loomis. *New-York med. Record*, 28 févr. 1885, p. 235.

Lopez. *North Americ. med. chir. Rev.*, janv. 1860.

Lubelski. *Gaz. hebd. de méd. et de chir.*, 8 sept. 1865, p. 569.

Lutaut. *Jahresbericht f. Pharmacogn.*, 1879, p. 266.

Machiavelli. *Gazz. med. ital. lombard.*, 1880, p. 339.

Mac Nab. *Brit. med. Journ.*, sept. 1882, p. 579.

Macnamara. *Dublin Quart. Journ.*, 1863. — *Amer. Journ. of med. Sc.* 1863, p. 521.

Mac Swiney. *Med. Press and Circ.*, 1872.

Mash. *Brit. med. Journ.*, 16 sept. 1871, p. 326.

Masse. *Gaz. hebd. des sc. méd. de Bordeaux*, 1884, in Vibert Toxicologie, Paris 1900.

Menard. *Lyon méd.*, 26 août 1877.

Meyer. *Corr. Blatt f. schw. Aerzte*, 1 sept. 1905, XXXV, p. 546.

Monteverdi. *Arch. ital. de pediatr.*, 1893, XI, p. 119.

Morel. *Annales de la Soc. de méd. de Gand*, sept. 1873, p. 181.

Mould. *Lancet*, 28 sept. 1895, p. 788.

Murrell. *Philad. med. and surg. Reporter*, 30 sept. 1876, XXXV, n° 14, p. 269.

Nahmmacher. *Therap. Monatsh.*, 1896, X, 7, p. 403.

Nicholls. *Philad. med. Times*, 8 sept. 1883, p. 859.

Nieberg. *Bull. de thérap.*, LXXII, p. 91.

Norris. *Archives gén. de méd.*, 1861, I, p. 575.

O'Brien. *Lancet*, 14 nov. 1896, p. 1376.

Oliver et Gibbard. *Lancet*, 16 nov. 1889, p. 1003.

Oxley. *Brit. med. Journ.*, 20 mai 1871, p. 533.

v. Peteghem. *Bull. méd. du Nord de la France*, 15 juin 1870, p. 617.

Pollak. *Wien. med. Presse*, 1870, XI, 28, p. 565.

Poma. *Gaz. hebd. de méd. et chir.*, 10 avril 1863.

Preston. *Therapeutic Gazette*, août 1885, p. 520.

Protheroe Smith. *Lancet*, 1 oct. 1881, p. 438.

Prunac. *Gaz. des hop.*, 1872, 7, II.

Raaf. *Therap. der Gegenwart*, 1904, p. 330.

Rehu. *Dublin med. Press*, 1861, LII, p. 509 — *Journ. f. Kinderkrank.*, 1864.

Reichert. *Therapeutic Monthly*, Philad., 1901, I, p. 922.

Reinl. *Prager med. Woch.*, 1880, 20. — *Med. chir. Rundschau*, 1880, 2.

Reisz. *Wiener med. Woch.*, 1881, p. 97.

Ringer Sidney. *Lancet*, mars 1876, p. 346.

Robert. in Catillon. *Bull. et Mém. de la Soc. de thérap.*, 23 juin 1890, p. 101.

Rodger. *Glasgow med. Journ.*, août 1903, p. 102.

Rollett. *Wiener med. Woch.*, 1865, XV, p. 95.

Rosenthal. *Therap. Monatsh.*, avril 1896, X, p. 238, p. 403.

Rudolph. *Centralbl. f. klin. Med.*, 1892, XIII, 40, p. 832.

Samelsohn. *Centralbl. f. klin. Med.*, 1893, p. 225.

Sauberzweig. *Th. de Halle*, 1892.

Schmid. *Monatsbl. f. Augenheilk.*, mai 1864, II, p. 158.

Schofield. *Lancet*, 27 juillet 1895, II. n° 4. p. 199.

Schüler. *Berl. klin. Woch.*, 1880. XVII, p. 658.

Seaton. *Med. Times and Gaz.*, 1859, XIX. p. 551.

Selle. *Bull. gén. de thérap.*, 30 déc. 1885, p. 560.

Sewald. *Philadelphia med. Times*, 22 avril 1882, p. 492.

Sinio. *Bull. gén. de thérap.*, 15 févr. 1869, p. 126.

Sorbets. *Gaz. des hôp.*, 1881, 21, p. 171.

Spottswood. *Philad. med. and surg. Reporter*, oct. 1877, XXXVII, 14. p. 278.

Springthorpe. *Australian med. Journ.*, 15 août 1889, p. 365.

Stalberg. *Amer. Journ. of med. sc.*, mars 1904, CXXVII, 3, p. 517.

Stevenson. *Jahresbericht f. Pharmacogn.*, 1872, p. 609.

Stocker. *Corr. Blatt f. schw. Aerzte*, 15 févr. 1905. 4, p. 107.

Strachan. *Lancet*, 27 avril 1901, p. 1198.

Todd. *Brit. med. Journ.*, 1861, p. 305.

Walker. *Brit. med. Journ.*, 28 nov. 1891, p. 1146.

Warfvinge. Publ. scandinaves, de 1884, in *Schmidt's Jahrb.*, T. 205, p. 135.

Webster. *Boston med. and surg. Journ.*, 13 janv. 1870, p. 23.

Willey. *Med. Times and Gaz.*, 1862, I, p. 224.

Wilson. *Lancet*, 2 févr. 1878, p. 165.

Anonyme. *Philad. med. Rep. — Dublin med. Press*, nov. 1864, LII, p. 599 — *Bull. de thérap.* LXVIII, p. 181.

Anonyme. *Boston med. and surg. Journ.*, 8 oct. 1868, p. 148.

Anonyme. *Union méd.*, 1863, p. 286 in Raynaud, *Th. de Paris*, 1866, p. 32.

b) *Empoisonnements par les solanées vireuses et leurs alcaloïdes autres que la belladone et l'atropine (Datura stramonium, Hycoscyamus niger. hyoscine. etc.) traités par l'opium ou la morphine.*

Adler. *Berl. klin. Woch.*, 9 mars 1891, p. 258.

Albrecht. *Rev. méd. de la Suisse rom.*, janvier 1891, p. 54.

Anderson. *Edinb. med. Journ.*, juin 1860, p. 1100, — *Union méd.*, 1859, I, p. 378.

Coltman. *Philad. med. Reporter*, 3 oct. 1885, p. 368.

Eshner. *Journal of pharmacology*, avril 1899, p. 73.

Evans. *Lancet*, 9 avril, 1892, p. 797.

Foster. *Amer. med. News*, sept. 1896, p. 293.

Lee. *Dublin med. Press*, 1862 et *Amer. Journ. of med. Sc.*, 1862, XLIII, p. 54. — *Arch. gén. de méd.*, 1864, I, p. 575.

Lendon. *Lancet*, 4 nov. 1882, II. p. 744.

Newton. *New-York med. Record*, 11 sept. 1880, p. 289.

Pedicini. *Progresso med.*, mars 1889, 5 — *Ann. de chimie*, juillet 1889, p. 35.

PUTNAM. *Boston med. and surg. Journ.*, 12 oct. 1871.

RUDOLPH. *Centralbl. f. klin. Med.*, 1892, XIII, 40, p. 832.

STEVENS. *Boston med. and surg. Journ.*, 10 août 1871, p. 81.

STREIT. *Corresp. Blatt f. schw. Aerzte*, 1894, 2, p. 10.

STRÖHMBERG. *Petersb. med. Woch.*, 1879, p. 129 et *Berl. klin. Woch.*, 1880, 27, p. 393.

TERRY. *Boston med. and surg. Journ.*, 9 févr. 1882, p. 123.

TURNER. *Amer. Journ. of. med. Sc.*, avril 1864, p. 552.

VERGELY. *Bordeaux méd.*, 1876, p. 67.

WEHRLI. *Correspondenzbl. f. schw. Aerzte*, 1895, 6, p. 172.

WILSON. *Philad. med. Times*, 8 juin 1878, p. 110.

———❈———

SOCIÉTÉ GÉNÉRALE D'IMPRIMERIE, 18 PÉLISSERIE, GENÈVE